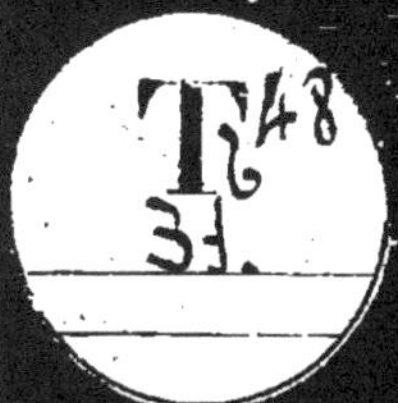

ÉTUDE

SUR

LE DÉDOUBLEMENT DE LA MOTRICITÉ VOLONTAIRE

EN CORRÉLATION AVEC

LE DÉDOUBLEMENT DES HÉMISPHÈRES CÉRÉBRAUX :

DROITERIE - GAUCHISME - AMBIDEXTRIE.

Par le Docteur *F. NIVELET*,
Chevalier de la Légion d'honneur,
Officier d'Académie.

POUR BEAUCOUP D'AUTEURS LE CERVEAU EST DOUBLE
(Bouillaud, Broca, Brown-Sequard, etc.)

à COMMERCY
CABASSE, Imprimeur-Libraire,
ET, chez l'auteur.
Prix : 1 fr. 50

—

1889

IMPRIMERIE H. CABASSE

ÉTUDE

SUR

LE DÉDOUBLEMENT DE LA MOTRICITÉ VOLONTAIRE

EN CORRÉLATION AVEC

LE DÉDOUBLEMENT DES HÉMISPHÈRES CÉRÉBRAUX :

DROITERIE - GAUCHISME - AMBIDEXTRIE.

Par le Docteur *F. NIVELET*,
Chevalier de la Légion d'honneur,
Officier d'Académie.

POUR BEAUCOUP D'AUTEURS LE CERVEAU EST DOUBLE
(Bouillaud, Broca, Brown-Sequard, etc.)

à COMMERCY
CABASSE, Imprimeur-Libraire,
ET, chez l'auteur.
Prix : 1 fr. 50

1889

SOMMAIRE.

QUELQUES CONSIDÉRATIONS PRÉLIMINAIRES.

PARTIE ANATOMIQUE.

LA BOÎTE ENCÉPHALIQUE TRADUCTRICE DU DÉDOUBLEMENT DES HÉMISPHÈRES CÉRÉBRAUX. — MORPHOLOGIE DE LA RÉGION FRONTALE.

PARTIE PHYSIOLOGIQUE.

POUVOIR DE L'ÉDUCATION. L'AMBIDEXTRIE COMMUNE EST DU GAUCHISME MODIFIÉ. — AVANTAGES DE L'AMBIDEXTRIE, NATURELLE OU ACQUISE. — ACCORDS EN DÉVELOPPEMENT DES MEMBRES SUPÉRIEUR ET INFÉRIEUR DE CHAQUE CÔTÉ. — HYPOTHÈSES PHYSIOLOGIQUES SUR LES CAUSES ORGANIQUES DE LA DROITERIE ET DU GAUCHISME.

APPENDICE.

QUELQUES CONSIDÉRATIONS PRÉLIMINAIRES.

A l'époque où parut la savante brochure de M. *J. Luys*, [1] sur le DÉDOUBLEMENT DES OPÉRATIONS CÉRÉBRALES et SUR LE RÔLE ISOLÉ DE CHAQUE HÉMISPHÈRE DANS LES PHÉNOMÈNES DE LA PATHOLOGIE MENTALE, je suivais, comme objet de simple curiosité, des observations qui me semblent, aujourd'hui, mériter l'attention des physiologistes. Je veux parler des conditions organiques relatives à la motricité volontaire, de celles qui constituent la *Droiterie*, le *Gauchisme* et l'*Ambidextrie*,

Les médecins savent que les paralysies de l'un des côtés du corps ont leur cause organique dans l'hémisphère cérébral du côté opposé ; que les hémiplégies de droite se relient à l'hémisphère gauche, et celles de gauche à l'hémisphère droit.

A cette donnée, fournie par la pathologie, correspond une autre considération, d'ordre physiolo-

(1) Paris — 1888 — Aux *Bureaux* DE L'ENCÉPHALE, Boulevard du Mont-Parnasse, 130.

gique, comprise dans l'enchaînement des dispositions organiques qui constituent, de toutes pièces, les droitiers et les gauchers. Ici encore, c'est l'hémisphère gauche qui régit le côté droit du corps, et, inversement, le droit commande à gauche.

L'observation journalière avait mis pour nous cette règle en évidence, quand les propositions et démonstrations de M. *Luys* sont venues lui donner de l'importance. Ce sujet, pris au sérieux, s'est montré, dès lors, beaucoup moins simple qu'il n'apparaît à première vue.

En voyant un cerveau, aux hémisphères géminés réunis par des commissures ou entre-croisements de fibres passant de l'un à l'autre, on peut croire à l'harmonie unitaire de cette masse organique, on peut se persuader qu'on a sous les yeux un organe impair, d'une équilibration parfaite dans ses deux parties latérales.

Il n'en est rien pourtant. Les constatations les plus minutieuses des anthropologistes sont venues confirmer et mettre au grand jour ce fait : que la symétrie des hémisphères cérébraux n'est qu'apparente, que la correspondance entre les circonvolutions n'existe pas.

Le poids comparé des moitiés latérales présente aussi des différences dans le plus grand nombre des cas. L'équilibration se constate rarement, et, le plus souvent, c'est l'hémisphère gauche qui l'emporte sur le droit. *Broca* lui-même a constaté l'exactitude de ce fait anatomique.

Le point important dans cette question, celui sur lequel nous devons surtout insister, c'est que, à ne comparer que les deux lobes frontaux, ces différences existent entre eux, en proportion de la part qu'ils occupent dans chaque hémisphère. C'est sur cette donnée que se concentrera tout l'intérêt de notre étude.

N'est-ce pas un fait des plus remarquable que, à juger l'importance physiologique des lobes frontaux, d'après leur perfection relative, tous les avantages soyent pour le gauche. Non seulement, il est prééminent en poids et en volume, mais encore, par la 3e circonvolution frontale, il a, comme le démontre si brillamment M. *Luys*, le privilège de régir le langage parlé et écrit, et même le langage des doigts dans l'exécution musicale. Dans ces différents cas, si propres à mettre en évidence l'autonomie de chaque lobe, on arrive aussi à cette considération importante, que la 3e circonvolution frontale devient, dans l'espèce humaine, le type le plus élevé de l'évolution organique.

X

Les propositions physiologiques de dédoublement se reliant à l'asymétrie des deux hémisphères nous paraissent hors de discussion après l'interprétation que leur a donnée M. Luys.

— « Certes, dit-il, on aurait bien étonné les philosophes et les penseurs du siècle dernier, on étonnerait même encore aujourd'hui toutes les personnes étrangères à la médecine, si on leur disait *ex abrupto* que la faculté du langage, cette faculté si concrète, si vivante, si humaine par excellence, puisqu'elle est la caractéristique exclusive du genre humain, se trouve à la merci de l'intégrité d'un lobe cérébral qui est son interprète exclusif, et que c'est le lobe gauche, que dis-je, même une portion du lobe gauche, qui seule sert à l'expression et à la propagation de nos pensées au dehors. Et cependant rien n'est plus vrai, rien ne paraît plus démontré actuellement en fait de physiologie cérébrale. » —

L'interprétation, par M. Luys, du langage parlé et du langage écrit, est d'une clarté si pénétrante que le lecteur nous saura gré d'en avoir reproduit ici quelques extraits. La théorie en est applicable, d'ailleurs, aux actes de motricité volontaire qui doivent nous occuper tout particulièrement.

— « La faculté du langage, phénomène d'ordre purement psychique dans les origines intimes où il est conçu, ne peut se traduire au dehors qu'en se manifestant sous une forme somatique, à l'aide de modulations vocales déterminées. Celles-ci, à leur tour, ne sont que des effets directs de la contraction volontaire des appareils phonomoteurs : si bien que l'on est amené à dire, au point de vue de son conflit avec l'organisme, qu'elle se résume à n'être qu'une forme spéciale de la motricité volontaire, répartie sur un groupe spécial d'éléments musculaires, les appareils phonomoteurs. » —

Malgré tout l'intérêt qu'elles présentent, nous passons sous silence les phases préparatoires qui se passent au sein des activités psychiques pour arriver aux centres psycho-moteurs où l'incitation primitive se transforme en ébranlement somatique, phonomoteur, en stimulations motrices.

— « A partir du moment où les centres psycho-moteurs de l'écorce ont été mis en action, le mouvement commencé se propage de proche en proche aux différents appareils de l'activité cérébro-spinale qui s'en emparent, l'amplifient et l'incorporent de plus en plus avec l'organisme. Sorti des centres psycho-moteurs, il gagne directement à l'aide des fibres blanches cérébrales les différents territoires du corps strié; près de là, à l'aide de fibres pédonculaires, il se répartit aux différents segments de l'axe spinal, pour, en définitive, à l'aide des racines antérieures, aller susciter la contraction de tel ou tel groupe de fibres musculaires. C'est ainsi donc qu'en raison des milieux nerveux différents qu'elle parcourt l'incitation motrice volontaire, conçue tout d'abord à l'état d'ébranlement purement psychique, se transforme insensiblement, se matérialise en quelque sorte à mesure qu'il progresse, et finit par devenir une simple stimulation excito-motrice. On peut dire que tout acte de motricité volontaire est toujours doublé d'une opération somatique qui le traduit, l'organise et le met en valeur. »

— « Cette activité unilatérale d'un lobe isolé est encore démontrée dans l'action d'écrire et de tracer des caractères graphiques, le dessein ou la peinture. L'écriture, c'est un langage exprimé avec les doigts au lieu de l'être avec les appareils phonomoteurs ; quoi donc d'étonnant à ce qu'il obéisse aux mêmes lois générales de l'évolution que les autres processus de l'activité volontaire ! » —

Ici, c'est encore à l'aide du lobe gauche seul que s'exprime la faculté du langage écrit. Non seulement c'est avec le lobe gauche que nous parlons, mais encore c'est avec lui que nous écrivons.

— « L'étonnement va augmenter encore si l'on se met à représenter mentalement la série des phénomènes psychiques et somatiques simultanément accomplis dans le cerveau d'un musicien exécutant, d'un pianiste par exemple. On arrive à cette étrange conclusion que chez le pianiste en activité, l'unité mentale est arrivée à se scinder en deux portions indépendantes et à se manifester d'une façon isolée du côté gauche et du côté droit, si bien qu'il semble qu'il y ait chez lui deux sous-individualités distinctes, qui délibèrent et agissent isolément, comme deux instrumentistes faisant isolément leur partie. » —

— « Le musicien exécutant a devant lui sa partition écrite. Il la lit des yeux, il la comprend avec son esprit, sa mémoire, son intelligence; il l'exprime avec ses doigts, et ses doigts sont dirigés par son oreille. Ses doigts deviennent les interprètes dociles de sa pensée et les traducteurs immédiats des signes écrits, comme les muscles phonomoteurs, lorsqu'il lit à haute voix, deviennent les interprètes fidèles des phrases écrites; c'est un travail mental complexe, qui met en œuvre toutes les ressources de sa mémoire, de son discernement et de sa compréhension. »

— « Il fait acte de jugement à chaque note, à chaque accord, et, chose bien merveilleuse, ces opérations mentales si complexes qui s'opèrent pour diriger les mouvements des mains d'une façon différente, tantôt du côté droit, tantôt du côté gauche, elles s'opèrent isolément dans chaque lobe cérébral pour diriger le mouvement de la main correspondante ; et ces actions doubles, distinctes l'une de l'autre, elles se manifestent d'une façon synchronique ! Dans ces opérations chaque lobe cérébral devient donc ainsi une unité isolée, séparée de son congénère, douée d'une autonomie et d'une vie propres, pouvant séparément accomplir des opérations de mémoire, de jugement, de discernement, de volonté et déterminer des mouvements unilatéraux et parfaitement conscients. » —

Les données physiologiques du travail de M. Luys y sont résumées dans les considérations suivantes :

— « Nous voyons qu'au point de vue de l'activité organique du cerveau, la croyance à l'unité et à la simultanéité d'action des deux hémisphères cérébraux est très réellement ébranlée dans certaines circonstances. On peut donc dire que si l'unité d'action des deux lobes cérébraux se révèle d'une façon indiscutable au point de vue de la vie psychique et des grandes facultés d'ensemble, il n'en est plus de même si l'on envisage ces facultés au point de vue de leur spécialisation et de la forme somatique sous lesquelles elles sont susceptibles de se révéler. Il y a alors un véritable dédoublement physiologique qui s'opère, et chacun d'eux s'abstrait de son congénère. » —

Permettons-nous d'ajouter : qu'il y a là des rapports de cause à effet en pleine évidence. La donnée physiologique entraîne la démonstration de la donnée anatomique ; le dédoublement de l'une interprète celle de l'autre. Cette théorie vient mettre au grand jour le degré de valeur où s'élève aujourd'hui la science psycho-physiologique : et ce n'est pas sans raison que M. Luys a pu exprimer devant l'Académie de Médecine ces paroles de profonde conviction :

— « Qu'avec la découverte des centres psycho-moteurs de l'écorce, la notion acquise de l'importance du lobe gauche dans l'expression verbale est une des conquêtes les plus intéressantes et les plus imprévues que notre siècle ait eues à enregistrer. » —

×

Il sera bien évident pour le lecteur que notre travail a reçu son inspiration de la brochure de M. Luys, et que, si ce travail vaut quelque chose ce sera par la valeur de cette brochure elle-même.

Médecin de la Salpêtrière et de la Charité, M. Luys se trouve dans la position la plus avantageuse pour l'étude des centres nerveux, à l'état pathologique, d'un côté, et, de l'autre, à l'état normal. Le nombre de ses publications signalent en lui l'ardent pionnier de la science traduite dans ses livres avec une remarquable distinction.

Certes, je suis loin de vouloir établir un parallèle entre une étude simplement physiologique, et celle où M. Luys s'élève aux hauteurs de la psycho-physiologie; si je me permets un rapprochement, c'est qu'au fond, dans l'humble thèse de la Droiterie et du Gauchisme il y a aussi une question réelle de dédoublement en deux sous-invidualités physiologiques.

Je dois reconnaître aussi que la publication de M. *Gaëtan Delaunay* : — ETUDES DE BIOLOGIE COMPARÉE, BASÉES SUR L'ÉVOLUTION ORGANIQUE — m'a beaucoup servi par ses vues synthétiques et la richesse de ses documents analytiques.

Plus on étudie l'organisme humain, dans ses détails anatomiques et plus on constate que la symétrie des organes n'y est qu'illusoire. Les recherches de M. Delaunay, sur ce point, mettent la réalité en pleine évidence. Elles confirment cette donnée des Naturalistes modernes : que l'équilibration dans les moitiés latérales des êtres organisés est particulière aux espèces inférieures, et que, au fur et à mesure que l'évolution se fait dans l'ascendance des espèces animales, la déséquilibration se développe, progressivement, pour arriver à l'homme, le plus insymétrique dans les diverses parties de son organisme.

La publication de M. Delaunay a donc fourni un puissant appui à la thèse que nous poursuivons. Mais, cette publication n'ayant été connue que tardivement pour nous, notre travail n'a pu en profiter que par des intercalations à quelques passages. C'est pourquoi nous avons reconnu la nécessité de reporter à un *Appendice* les documents propres à compléter notre étude.

PARTIE ANATOMIQUE.

LA BOÎTE ENCÉPHALIQUE TRADUCTRICE DU DÉDOUBLEMENT DES HÉMISPHÈRES CÉRÉBRAUX.

Si l'absence de symétrie entre les hémisphères cérébraux a lieu de nous étonner, la comparaison des deux parties latérales du corps humain nous intéressera au même titre. Ici encore, à l'inverse de la morphologie cérébrale, et par le fait des commissures qui enlacent les hémisphères, nous aurons à constater la prépondérance de la moitié droite du corps sur la moitié gauche, ou, plus rarement, celle de la gauche sur la droite. Quelquefois, aussi, et dans une rareté relative, nous trouverons les deux moitiés équilibrées entre elles. La constitution de la Droiterie et du Gauchisme sera dès lors en évidence; elle se relie manifestement aux conditions anatomiques des hémisphères, à la prééminence de l'un sur l'autre, ou à leur équilibration en poids et en volume.

A ces considérations qui portent sur l'ensemble de l'encéphale et sur le déboublement des actes de motricité volontaire, vient se joindre le rôle localisé et plus particulièrement remarquable des lobes frontaux, gauche et droit. Nous avons reconnu, à notre entrée en matière, la grande importance du premier dans l'action excito-motrice du langage parlé et écrit. Cette importance se répartit à tout l'appareil locomoteur du côté droit du corps où les hémiplégies plus fréquentes qu'à gauche ont le triste privilège de se compliquer d'aphasie.

Ces faits, d'ordre physiologique et pathologique démontrent la suprématie dynamique de l'hémisphère gauche sur le droit, en ce qui concerne la motricité volontaire. Ils tendent à expliquer pourquoi, aux diverses époques de l'humanité, le côté droit du corps a été considéré comme le plus fort et le plus adroit, et le gauche comme le plus faible et le plus susceptible de *gaucherie*. On sait que l'ancienne Rome, superstitieuse, rattachait les mauvais présages au côté *sénestre.* ou *sinistre.*

X

En affirmant que l'homme se dédouble dans ses actes de motricité volontaire, c'est-à-dire qu'il y a des Droitiers et des Gauchers, on n'avance qu'un fait de notoriété banale. Mais, si rattachant ce fait à une opération cérébrale, on démontre que, tel individu est, par son organisation frontale, appelé à se servir de la main droite, et tel autre de la main gauche, ce fait mérite déjà de fixer l'attention ; et l'intérêt grandira encore si nous constatons, par l'observation, que l'influx cérébral d'où procède la motricité volontaire, avantage l'un des côtés du corps plus que l'autre.

Notre étude va donc porter sur la morphologie de la région frontale et sur les indications qu'elle traduit, en regard du but que nous poursuivons. Mais, avant d'aborder ce sujet sur lequel doit se fonder le diagnostic de la droiterie et du gauchisme, il nous faut prévoir l'objection que pourra rencontrer cette affirmation que la voûte crânienne est traductrice des formes du cerveau lui-même.

Sans doute, il est difficile de comprendre, tout d'abord, comment des parois dures et compactes, comme le sont les os du crâne, ont pu céder à l'impression de parties molles et leur servir de moule.

Pour expliquer cet état de choses, il faut remonter à la naissance de l'enfant.

A ce moment, le cerveau et ses enveloppes, le contenu et le contenant, sont d'une mollesse et d'une souplesse à peu près égales.

L'enveloppe encéphalique se présente d'abord sous l'aspect simplement cartilagineux dans lequel la matière osseuse apparait par plaques tendantes à se rapprocher les unes des autres.

L'ossification se faisant du centre à la circonférence pour chacun des os du crâne il en résulte, aux approches des points de jonction, des fontanelles ou espaces cartilagineux qui ne sont complètement ossifiés que vers l'âge de 3 ans et demi.

Pour maintenir et prolonger la souplesse, restent les sutures dont l'ossification se fait ensuite, non pas d'ensemble, mais successivement et jusqu'à l'arrêt d'évolution du cerveau lui-même, de 40 à 45 ans, suivant les sujets. D'après M. Broca, plus le cerveau fonctionne et plus cette ossification est tardive.

Dans ces diverses périodes d'évolution, la nutrition se faisant avec une lenteur progressive et équilibrée, entre l'encéphale, d'une part, et ses enveloppes de l'autre, on comprend que le moulage du contenu a pu se faire sur le contenant : les sillons vasculaires dont la surface intra-crânienne conserve l'empreinte en sont une preuve. Ne voit-on pas, d'ailleurs, chez le jeune enfant, les lobes frontaux, pariétaux, occipitaux, manifester déjà leurs protubérances à l'extérieur?

En avançant cette proposition : que la morphologie de la voûte crânienne correspond à celle du cerveau, nous sommes loin de vouloir reprendre en sous œuvre le système de Gall et faire application de cette donnée aux circonvolutions si variées de la surface des hémisphères. Nous retranchant exclusivement dans les faits acquis à la science positive, les seuls rapprochements que nous voulons établir entre l'encéphale et sa boîte, portent sur les quatre grandes régions, aussi bien dessinées à l'extérieur qu'à l'intérieur, à savoir: les régions frontale, pariétale, occipitale et temporale. Répétons, qu'au point de vue de la localisation, celle qui intéresse plus spécialement notre étude est la région frontale.

C'est donc à peu près exclusivement sur le front que va se porter toute notre attention : c'est par sa morphologie que nous tenterons de préciser la part de chacune de ses parties latérales dans les actes de motricité volontaire des côtés droit et gauche du corps.

MORPHOLOGIE DE LA RÉGION FRONTALE.

Le front, tel que nous allons l'envisager, est la partie de la tête qui s'étend de l'origine des cheveux aux sourcils, et d'une tempe à l'autre.

Sans nous arrêter aux difficultés d'une mensuration minutieuse, nous déterminerons simplement la ligne anatomique qui sépare le front en deux parties latérales. Cette ligne va de la glabelle au bregma. Quant aux parties latérales, l'observation journalière démontre combien elles sont variées dans leurs formes : ici, encore, la symétrie est aussi rare qu'entre les hémisphères cérébraux. Nous essayerons, cependant, de les rattacher à trois types principaux : fronts *carrés*; fronts *voûtés* ou *fuyants* : *fronts mixtes*.

1° Dans le front carré, les bosses frontales de chaque côté se présentent plus ou moins saillantes dans leur rondeur, et forment, avec la crête de la fosse temporale, un encadrement de l'ensemble vertical du front. Les pans latéraux, d'un aspect concave, en dehors, dessinent la crête à laquelle s'insère le muscle temporal.

2° Le front voûté, plus ou moins fuyant en arrière, représente dans son ensemble, un dôme, à base verticale, suivie de pentes douces et arrondies en haut, à droite et à gauche, d'où résulte une atténuation des bosses frontales et de la crête du temporal.

Dans cette forme, comme dans la précédente, il y a équilibration des deux parties latérales, correspondante aux cas où les nécropsies cérébrales signalent des lobes égaux en poids et en volume.

Cette symétrie constitue les fronts les plus beaux et les plus rares.

3° Les fronts mixtes, participant des deux-formes précédentes, sont les plus communs. Prédominants tantôt à droite, tantôt à gauche, par leur volume et leur saillie, il en résulte, pour l'ensemble, un aspect heurté peu agréable à la vue.

Quant aux formes affectées aux parties latérales du front dans ce type mixte, elles sont des plus variées, se rapprochant, à gauche de la forme carrée et, à droite, de la forme voûtée. Cette dernière variété est incontestablement la plus ordinaire : c'est à elle, comme nous le verrons plus loin, que se rattachent, par l'hémisphère droit, les cas d'ambidextrie, *commune* ou *acquise*, qui ne sont que des cas de gauchisme *corrigé*.

Sans vouloir exagérer l'importance de ces bases morphologiques, notons qu'elles s'accordent avec les données anatomiques relatives au poids et au volume des hémisphères et à leur asymétrie. D'un côté comme de l'autre l'équilibration s'observe exceptionnellement. Notons aussi, que, dans la comparaison des deux côtés d'un front asymétrique, une accentuation plus forte de la crête temporale est particulière au côté prédominant en volume.

Au point de vue de la mensuration et des

données qu'elle peut fournir, il importe d'établir les considérations suivantes :

Sur un crâne dépouillé de ses parties molles, sur un pur squelette, l'asymétrie des régions traduira nettement celle des hémisphères cérébraux ; mais, sur le vivant, en outre de la chevelure, il est des faisceaux musculaires dont il faut tenir compte. Le muscle temporal qui s'insère à la crête, son homonyme, peut, dans quelque cas, en imposer sur l'ampleur réelle du point crânien qui lui correspond. On connaît l'importance du rôle que ce muscle remplit dans l'acte de la mastication : les conditions de cet acte se trouvant subordonnées à l'état des mâchoires, il arrive souvent que, par le fait d'une dentition latérale défectueuse, ou d'une habitude contractée, la mastication se fasse toujours d'un même côté ; de là un développement plus prononcé du muscle temporal, surtout dans la partie correspondante à son insertion ; de là, enfin, une traduction trompeuse de cette partie si l'attention ne se reporte pas au mode de mastication.

Les moyens de mensuration, soit par le compas d'épaisseur soit par le compas-glissière, aboutiraient-ils à des résultats plus précis que ceux fournis par le conformateur des chapeliers ?

Cette question mérite d'être examinée.

Il résulte, en effet, des recherches de MM.

Lacassagne et Cliquet que, dans 272 cas d'application du conformateur des chapeliers, ces messieurs ont trouvé, 76 fois sur 100, la région frontale plus développée à droite, tandis que la gauche ne l'était que dans la proportion de 15 pour cent.

Cette donnée est d'autant plus remarquable qu'elle contredit évidemment à celle des rapports des lobes frontaux en poids et en volume. Nous avons vu que, dans la comparaison de ces lobes, M. Luys, après M. Broca, a constaté, dans la majorité des cas, la prééminence du lobe frontal gauche sur le droit.

Pour expliquer cette contradiction, on pourrait se reporter aux enveloppes extérieures du crâne, et plus particulièrement à la chevelure et au muscle temporal. Mais, ce point de vue vient compliquer encore le problème : la main droite tendant, chez les droitiers, à rejeter la plus grande partie des cheveux sur le côté gauche de la tête, l'inexactitude, pour la mensuration, s'en augmenterait encore. Pour apporter quelque éclaircissement dans ces objections si diverses, nous proposerons l'interprétation qui va suivre.

Nous avons remarqué souvent que l'une des formes les plus communes du front est caractérisée par cette circonstance que le côté droit, déprimé auprès du gauche, semble prendre, par son étendue en largeur, une partie de ce qui lui manque en hauteur. La circonférence crânienne sur laquelle les chapeliers appliquent leurs rondelles ne peut donner, dès lors, qu'un tracé de forme qui ne fait préjuger en rien le poids et le volume du lobe frontal correspondant. Quant aux causes de cette différence de conformation entre les lobes frontaux, les nécropsies cérébrales sont appelées à les expliquer.

Nous pouvons indiquer, d'ailleurs, qu'en se guidant sur une ligne, fictive ou réelle, partant, en bas, du milieu de la racine du nez, et gagnant le vertex, on a la perspective de la division bi-latérale du front, et que par la simple habitude du coup d'œil, les cas d'insymétrie deviennent saisissants.

PARTIE PHYSIOLOGIQUE.

Les propositions établies dans les pages précédentes ont eu pour but principal de démontrer le premier point de notre thèse : *que la boîte crânienne peut être considérée comme traductrice des formes de l'organe qu'elle contient.* Ce sujet était du ressort de l'anatomie.

Dans la seconde partie actuelle, abordant la physiologie nous expliquons le cas des Droitiers, des Gauchers et des Ambidextres, par la théorie du déboublement des actes de motricité volontaire en les rattachant aux hémisphères cérébraux, d'où ils émanent, et plus particulièrement, aux lobes frontaux gauche et droit. Les oppositions et les alternances dans cette double action d'entre-croisement en rendent l'exposition difficile.

Un fait d'observation que l'on peut vérifier tous les jours, c'est, que le côté du corps correspondant, par entre-croisement, à l'hémisphère cérébral qui lui est opposé, se trouve avec lui en corrélation de force et de volume. Le contraste qui en résulte, pour la force des membres, saute aux yeux dans bien des circonstances. Concordant avec les cas d'hémiplégies droite ou gauche, ce fait se relie évidemment au rôle de la commissure des deux hémisphères; et, l'office différent que remplit l'appareil musculaire dans les parties latérales du corps, donne de l'intérêt à cette considération. C'est à elle que se rattache la question de la Droiterie et du Gauchisme; et, nous croyons pouvoir fonder sur ce principe les propositions qui vont suivre :

1° La prédominance de la moitié frontale gauche règle l'appareil musculaire de la partie latérale droite du corps dans ses actes de motricité volontaire et dans son développement somatique.

Cette proposition peut se résumer en celle-ci : Le Gauchisme du front fait les Droitiers du corps.

2° La prédominance du front, à droite, entraîne les mêmes conséquences pour la moitié latérale gauche du corps.

Ici, encore, la Droiterie du front fait les Gauchers.

3° L'équilibration des deux moitiés frontales correspondante à l'égalité de poids des lobes frontaux doit avoir pour conséquence l'équilibration bilatérale des organes de motricité volontaire.

Cette disposition organique constitue l'Ambidextrie *naturelle* dont les cas se constatent difficilement au milieu de l'ambidextrie *acquise*.

APPLICATION DE CES PROPOSITIONS

A L'OBSERVATION JOURNALIÈRE

Bien des fois il m'est arrivé de reconnaître, au premier aspect, l'existence du Gauchisme corporel sur un individu; et je n'ai pas rencontré de contradiction à la règle que le lobe frontal gauche fait les droitiers. Mais la prédominance du lobe frontal droit n'a pas toujours des conséquences aussi nettes que celle du gauche; et l'on remarque, tous les jours, la rareté du Gauchisme comparée à la fréquence de la Droiterie. Cette circonstance s'explique par des questions d'accoutumance, de préjugés, peut être, qui se retient à notre état social.

Le cas des gauchers de naissance, devenus ambidextres, tend à démontrer ce que peuvent les habitudes et l'éducation sur le développement de certaines parties du cerveau. Chez eux, la prédominance du lobe frontal droit entraîne une tendance forcée à se servir de la main gauche. Mais, dès le jeune âge, cette tendance est combattue par les parents, qui y voyent un défaut, et aussi pour la raison que l'écriture traduit nos idées par une action motrice de gauche à droite, mieux appropriée à la main du côté droit. Par ce fait, le lobe frontal gauche, forcé de participer à une action dynamique dévolue au lobe droit, chez les gauchers, se façonne à cette opération. Il est permis d'en conclure : que les gauchers de naissance, devenus, par l'usage, droitiers ou plutôt ambidextres, seraient moins exposés que les droitiers *francs* à subir une aphasie permanente. Un cas de guérison de cette affection par suppléance du lobe droit au lobe gauche, rapporté par M. Luys, vient appuyer cette considération : et, une noté, en renvoi, que nous recueillons dans l'anthropologie de M. *Topinard* lui donne aussi de l'importance.

— « Nous ne sommes pas droitiers, par hasard, dit M. Broca, mais parce que l'hémisphère gauche qui préside aux mouvements du côté droit en vertu du croisement des nerfs non loin de leur origine a, dès sa naissance, une activité plus grande. Cet excès d'activité s'étendrait à toutes les fonctions dont cet hémisphère est le siège, et notamment à celle d'articuler. Toutefois il y a des exceptions, c'est-à-dire des personnes qui primitivement, ou à la suite d'un trouble dans l'hémisphère gauche, parlent avec leur hémisphère droit, comme il y a des gauchers primitifs et des gauchers consécutifs à la suite, par exemple, d'une amputation à droite. » —

POUVOIR DE L'ÉDUCATION ;

L'AMBIDEXTRIE COMMUNE EST DU GAUCHISME MODIFIÉ.

Quelques observations, propres à accentuer les types, nous semblent nécessaires pour faire ressortir les nombreuses variétés que ce sujet comporte.

D'après les données anatomiques, le lobe frontal gauche l'emportant en poids et en volume sur le droit dans la proportion approximative de 5 à 4, le nombre des droitiers doit l'emporter sur celui des gauchers ; et, l'observation renforçant ce principe, on rencontre tous les jours 100 droitiers (chiffre approximatif) pour 1 gaucher.

La donnée physiologique se trouverait donc ici en désaccord avec la donnée anatomique?... Il n'en est rien; et la contradiction va trouver une explication satisfaisante.

Cette explication ressortit surtout à l'éducation de famille. A ce point de vue, il faut reconnaître qu'il existe des gauchers *francs* et des gauchers *modifiés*. Les premiers sont l'exception; les seconds rentrent dans l'ambidextrie *acquise*, laquelle, dans la généralité de l'observation, constitue plus de la moitié des cas.

Un individu présente un front dont la partie latérale droite est dominante, soit en hauteur, soit par son étendue en largeur. Il est né gaucher: mais, si vous l'interrogez sur ce point, ses réponses sont négatives. Insistez sur les questions qui ont rapport à la force et à l'adresse des bras et des mains, et vous constaterez que le gauchisme n'a pas perdu tous ses droits.

Les exemples de ce genre, avec des caractères très variés, sont loin d'être rares. — L'un vous dira que pour la pratique de certains exercices, il est plus adroit de la main gauche que de la main droite; — un autre, que ce qui exige de la force entraîne chez lui l'exercice du côté gauche. Le manœuvre, gaucher modifié, portera le bras gauche en avant pour piocher, bêcher, pelleter, et pour tous les actes qui exigent de grands efforts musculaires. — Un jeune homme prédisposé au gauchisme par la prédominance de son côté frontal droit, mais ambidextre de fait, est remarquable par son adresse dans le découpage et le casement d'une marqueterie délicate, opération dans laquelle l'assistent ses deux mains; mais, il doit recourir au bras gauche pour le sciage des fortes pièces. — Un autre, portant aussi au front le cachet du gauchisme, est devenu ambidextre par le fait des réprimandes de son père; mais, le gauchisme musculaire persiste chez lui pour tous les jeux d'adresse, tels que jouer aux volants, lancer une boule, des pierres, etc.

Entre tant d'autres exemples, affirmatifs de cas se rattachant à ces variétés, l'un des plus remarquables est celui d'une campagnarde, âgée de 52 ans, au front large et élevé plus à droite qu'à gauche, et décoré de deux bosses frontales, amples dans leur rondeur. Cette femme que la nature avait faite gauchère ne l'est que pour les gros travaux des champs. Pour la couture, la main droite reprend la direction du travail, et alors le contraste des deux mains est étonnant. La droite qui tient l'aiguille, se présente osseuse et musclée comme celle d'un manœuvre de première force; et la gauche, immobile à tenir la toile, la domine encore par son développement.

Le fait que cette femme est gauchère pour les travaux qui nécessitent de fortes contractions musculaires, ne pouvait suffire à m'expliquer cette prééminence si marquée de la main gauche sur la main droite. Mais, j'ai eu à constater sur d'autres sujets que, dans la généralité des cas où la forme du front correspond au gauchisme des membres, la main gauche maintient sa supériorité en volume sur la droite, lors même que celle ci est la dominante dans les exercices musculaires. Tout en reconnaissant le pouvoir de ces exercices sur le développement des muscles, je crois aussi qu'il faut y faire la part de l'influence dynamique, originelle, du lobe frontal droit.

AVANTAGES DE L'AMBIDEXTRIE NATURELLE OU ACQUISE.

Les considérations qui précèdent nous semblent avoir de l'importance en ce qui concerne l'ambidextrie *acquise*, laquelle n'est elle même, qu'une *modification du Gauchisme*. Peut être s'y rattache-t-il quelque application sérieuse au point de vue de l'éducation domestique.

Préparer, dès le jeune âge, l'enfant à se servir également des deux mains, ne serait-ce pas atténuer pour lui la portée des accidents qui pourraient, par la suite, compromettre l'un ou l'autre des membres supérieurs ?

Sans nous arrêter aux graves inconvénients qu'entraîne la perte d'un membre dressé seul aux exercices de tous genres, ne voit-on pas, dans la pratique des choses les plus ordinaires, la gêne occasionnée par le voisinage d'un droitier et d'un gaucher? C'est surtout dans les ateliers et dans les équipes d'ouvriers que cette gène se constate et présente de réels inconvénients. Ailleurs, le Gauchisme peut n'être que disgracieux; mais, la critique peut y voir aussi de la *Gaucherie.*

Entreprendre la création artificielle de l'ambidextrie serait, ce nous semble, le fait d'éducateurs bien avisés. Quelques uns le font pour l'escrime; ne pourrait-on pas appliquer ce principe aux jeux de toutes sortes et à tant d'actes musculaires qui s'exécutent dans le cours d'une journée? De l'équilibration de ces actes, par leur alternance, résulterait plus d'harmonie dans les formes, et l'hygiène elle-même y gagnerait par une répartition plus égale de la circulation sanguine dans les parties droite et gauche du corps.

Les difficultés que laisse entrevoir cette entreprise ne sont pas réelles; l'expérience démontre avec quelle facilité les enfants les surmontent.

L'étude du piano, par exemple, exige l'exercice simultané des deux mains, en opposition l'une de l'autre. C'est là un cas bien autrement difficile que celui de se servir tantôt d'une main, tantôt de l'autre. Et, plus les enfants sont jeunes, plus ils se jouent vite de cette difficulté.

Nous terminerons ce sujet par une considération qui n'est pas sans intérêt.

D'après les relevés anatomiques pris directement sur les lobes frontaux, les rapports des centres nerveux avec les appareils de motricité qu'ils régissent devraient se chiffrer en nombres approximatifs : *forts* pour la Droiterie ; *moyens* pour le Gauchisme ; *faibles* pour l'ambidextrie. Or, pour l'observation journalière, si la Droiterie se rencontre à chaque pas, le Gauchisme est rare, et l'Ambidextrie, nette et franche, à peu près nulle.

Les circonstances par lesquelles on explique l'annulation du Gauchisme s'appliquent aussi bien à l'Ambidextrie. L'enfant qui, par des lobes frontaux équilibrés, serait appelé à se servir également des deux mains, en est empêché par l'éducation. N'a-t-elle pas pour principe qu'il faut absolument, pour tout acte de préhension et d'application, mettre la main droite en avant ?

C'est par cette fausse discipline que les avantages de l'Ambidextrie *naturelle* se trouvent annulés dans les familles appelées à en avoir le privilège.

ACCORDS EN DÉVELOPPEMENT DES MEMBRES SUPÉRIEUR ET INFÉRIEUR DE CHAQUE CÔTÉ.

Généralement les physiologistes admettent en principe que les membres de l'homme sont primitivement égaux en vigueur, et ils attribuent l'infériorité de la main gauche à l'habitude de se servir de la main droite dès l'enfance. Comme argument, on a fait ressortir que les membres inférieurs sont communément de force pareille parce qu'ils se trouvent soumis à un fonctionnement à peu près égal.

L'observation attentive vient contredire à cette donnée. Elle démontre que le développement des membres inférieures est, aussi bien que celui des membres supérieurs, en corrélation, pour le volume, avec l'hémisphère cérébral auquel chacun d'eux correspond. Nous avons constaté, maintes fois, qu'à l'état normal, le membre inférieur est toujours en corrélation de force et de volume avec le supérieur du même côté.

Pour nous, il y a dans l'équilibration musculaire

des membres supérieur et inférieur, d'un même côté, une prédisposition originelle. Nous l'avons dit déjà : cet état organique, se rattachant à celui du lobe frontal auquel il correspond, il faut y voir un fait relié à l'organisation elle-même, tout en faisant la part de l'exercice musculaire. Ce qui le démontre c'est que des individus nés gauchers, mais devenus ambidextres par l'accoutumance de la main droite, n'en conservent pas moins une prédominance sensible, en volume, des membres supérieurs et inférieurs du côté gauche, sur ceux du côté droit.

Chez les droitiers *francs*, l'influence du lobe frontal gauche et l'exercice exclusif du côté droit, pour tout mouvement qui exige des efforts musculaires, donne lieu, entre le côté droit et le côté gauche, à un contraste qui étonne. La main gauche, comparée à la droite, semble se rattacher au sexe féminin, et le membre inférieur gauche présente une infériorité analogue. Ici, l'influx organique et le fonctionnement musculaire ont chacun leur part dans le résultat.

La prédisposition au gauchisme, révélée par la prédominance en étendue de la région frontale droite, se corrige donc, physiologiquement, par l'éducation ; anatomiquement, elle persiste.

Tel sujet sur lequel vous constatez la prééminence

du front droit sur le gauche vous dira qu'il se sert exclusivement du bras droit pour la force et l'adresse; et pourtant, anatomiquement la partie gauche du corps l'emporte chez lui sur la droite, ou s'équilibre avec elle. Dans un cas de ce genre où l'intéressé m'assurait être corrigé complètement de son gauchisme, je surpris, à un moment donné, un mouvement d'adresse exécuté par la main et le bras gauches. Le sujet reconnut, ensuite, qu'en effet, pour certaines opérations délicates et n'exigeant pas d'efforts musculaires, la main gauche, chez lui, entrait souvent en jeu. Le défaut, ici, devenait un avantage.

×

Mais, si le fonctionnement explique la prééminence du bras droit sur le gauche, par un exercice plus fréquent, il n'en est plus de même pour les membres inférieurs dont les fonctions sont à peu près égales. Dans les mouvements de locomotion qui s'exécutent du matin au soir, les deux membres inférieurs vont d'ensemble. Le gauche, partenaire forcé du droit, partage avec lui la fatigue musculaire; tandis que, pour les membres supérieurs, le bras gauche participe peu aux efforts du droit et ne remplit envers lui qu'un rôle d'aide très ménagé.

Que le bras gauche, chez les droitiers, reste, en

développement, inférieur au droit, cela semble tout naturel; mais, qu'une proportionnalité analogue existe pour les membres inférieurs dont l'exercice est partagé d'une manière à peu près égale, il y a là de l'invraisemblance; et pourtant ce fait se vérifie tous les jours. Certains Droitiers ne sont ils pas dans l'obligation de se faire chausser sur deux formes différentes pour chaque pied, la plus forte à droite, de même qu'avec des gants égaux, la main droite se gante plus difficilement que la gauche.

Ce fait s'explique par le défaut d'équilibre entre les deux lobes frontaux. Le gauche, en dehors de toute influence extérieure, exerce sa suprématie sur tout le côté droit du corps, tandis que le droit, régisseur du côté gauche, reste dans son infériorité.

Incontestablement, il faut, dans les cas si variés que l'on rencontre tenir compte des effets du fonctionnement, mais aussi des causes intrinsèques liées à l'organisation elle-même.

HYPOTHÈSES PHYSIOLOGIQUES SUR LES CAUSES ORGANIQUES DE LA DROITERIE ET DU GAUCHISME.

Si, en se fondant sur l'observation journalière, on voulait préciser, par des chiffres, le nombre proportionnel des droitiers, des gauchers et des ambidextres d'une région déterminée en civilisation, le problème apparaîtrait insoluble, l'Ambidextrie n'étant, dans la grande majorité des cas, qu'un mélange confus de Droiterie et de Gauchisme, déterminé par les exercices et la culture.

D'après les données anatomiques relatives aux lobes frontaux, les droitiers devraient l'emporter; les gauchers viendraient ensuite; les ambidextres seraient les plus rares... Il n'en est pourtant pas ainsi : l'éducation fait voir sa puissance, et une ambidextrie boiteuse s'est généralisée. Ne peut-on pas voir là une sorte de sélection artificielle?

En fait, nous naissons tous appelés à nous servir de nos deux mains. L'équilibration des deux lobes frontaux a du être la donnée de fondation, et l'on peut supposer que l'ambidextrie absolue rentrait dans les plans de la nature?... L'anatomie et la physiologie comparées sont appelées à éclairer cette question.

Ne pourrait on pas admettre que les hommes primitifs, soit par fantaisie soit par raisons déterminées, se soient laissé aller, les uns à préférer la main droite, les autres la main gauche pour les exercices journaliers; que l'habitude de cette diversité se soit transmise, dans les familles, de générations en générations; et que, par fait d'atavisme, l'organe de la motricité volontaire, le cerveau, ait subi lui-même des modifications.

Evidemment, cette explication n'a que la valeur d'une conjecture.

×

Des physiologistes, suivant Virey, en ont proposé une autre d'un caractère plus positif.

Posant en principe que la partie droite du corps l'emporte, dans son ensemble, sur la gauche, ils ont expliqué le fait des droitiers, dans l'espèce humaine, par une tendance naturelle à mettre à profit cette supériorité du côté droit dans les exercices musculaires. Quant à la raison de cette prépondérance, ils la trouvent dans le décubitus latéral droit que les mammifères, l'homme en tête, ont adopté pour les heures de repos. C'est le poids du foie, ont-ils dit, qui détermine cette situation. En même temps qu'elle dégage l'estomac, elle rend aussi plus facile la circulation dans les vaisseaux chylifères, dans la veine azygos et dans les deux veines caves, supérieure et inférieure. De là une nutrition plus concentrée pour le côté droit du corps.

Les physiologistes ont fondé cette théorie sur l'assertion émise par les bouchers que, sur les bestiaux la partie droite est toujours plus en chair que la gauche.

Il est difficile de comprendre qu'un acte aussi généralisé que l'est celui de la nutrition à l'état de repos, puisse, se scinder entre les deux moitiés du corps, à l'avantage de l'une plutôt que de l'autre.

X

Nous relevons dans l'ouvrage de M. Delaunay le paragraphe suivant :

— « On ne connaît pas encore la cause première de la droiterie. « D'où vient cette préférence accordée à la main droite, dit M. Broca ? Nos devanciers ont dû être dirigés dans leur choix par des causes liées à l'organisation elle-même ». M. Paul Bert a observé qu'un embryon de saumon résultait de la fusion de deux individus. Cela ne nous explique pas pourquoi celui de droite l'emporte toujours sur celui de gauche. Peut-être le premier représente-t-il l'élément mâle par rapport au second qui serait l'élément femelle. En embryogénie, Van Beneden professe que chaque vertébré possède les éléments du sexe mâle et du sexe femelle dans les deux feuillets primitifs de son blastoderme. A l'appui de cette hypothèse, on peut encore citer les faits suivants : le docteur Sibley a vu une jeune fille ayant les cheveux noirs à droite comme son père, et roux à gauche comme sa mère. Il a vu aussi un enfant qui, né d'une négresse et d'un blanc, avait le corps droit blanc et le corps gauche noir ; de plus ses cheveux étaient lisses à droite et laineux à gauche. » —

Sauf l'opinion de Broca, ce passage, intéressant d'ailleurs, ne contient, en réalité que des indications.

X

Nous pourrions donc poser la question : Si les conditions organiques qui font les Droitiers et les Gauchers sont héréditaires; si elles constituent un fait d'atavisme?... Et, notre sentiment, appuyé sur l'appréciation de Broca, serait pour l'affirmative. Mais, la démonstration nous manque; et les moyens propres à nous éclairer sur ce point nous font absolument défaut dans notre isolement de petite ville. Le problème de la Droiterie et du Gauchisme, vieux comme l'humanité, sans doute, est à peine posé sur le seul terrain propre à le mettre en lumière, l'anatomie et la physiologie comparées, en vue des différentes races et des différentes espèces de vertébrés et de mammifères. Seul, que nous sachions, M. Delaunay est méritant d'avoir ouvert cette voie.

Virey, dans son article du Dictionnaire de la conversation, se contente d'établir, comme fait de comparaison, que, dans le parcours des régions les plus diverses, chez les nègres et les cuivrés comme chez les blancs, les voyageurs ont constaté la généralité de la Droiterie et la rareté du Gauchisme.

Cette assertion vague et sans contrôle réel, n'est évidemment d'aucune portée.

D'un autre côté, M. Delaunay rapporte que Livingstone dit dans son dernier journal :

— « Tous les perroquets saisissent leur nourriture et la tiennent de la main gauche ; le lion frappe du bras gauche ; tous les animaux sont gauchers, excepté l'homme. » —

M. Delaunay, d'après ses propres recherches, conteste l'assertion du grand voyageur.

Au temps de Virey, la science anthropologique se fondait à peine, et aujourd'hui encore, la question de l'homme double intellectuel si brillamment posée par M. J. Luys, entre autres, ouvre la porte à la thèse que nous poursuivons ici.

Evidemment, c'est aux anthropologistes qu'elle doit être remise en main. Les savants de nos grands centres scientifiques sont appelés, des premiers, à s'y intéresser. Ils ont pour eux les immenses ressources des musées d'anatomie, des ménageries de vertébrés et de mammifères vivants, de singes de l'ancien et du nouveau continent, et surtout des anthropoïdes, les plus intéressants à étudier à ce point de vue.

Les observations des voyageurs sur les peuplades les moins avancées en civilisation, auront aussi de l'importance. Rapprochées de celles faites sur les anthropoïdes, elles pourront éclairer la question de savoir si l'ambidextrie est originelle ou acquise, et si la Droiterie et le Gauchisme des peuples civilisés n'en sont pas une transformation.

En dehors de l'anatomie comparée, et dans le ressort de ses études spéciales, M. Luys a touché à cette question à propos de la prédominance, en poids, du lobe frontal gauche sur le droit et des différences que l'on constate dans leurs circonvolutions et dans leurs plis.

M. Luys se demande—« Si cette asymétrie qu'il vient de constater, comme condition normale de l'organisation du cerveau adulte, dans les deux sexes, est congénitale? Si elle a un caractère héréditaire, ou si elle peut être considérée comme étant le fait d'un développement artificiel provoqué par l'exercice, par la culture et n'entrant pas dans la place de l'organisation? Sur cette intéressante question qui est appelée à susciter bien des questions secondaires, nous n'avons pas encore, dit-il, de données positives ni de statistiques suffisamment bien faites; c'est un problème que nous ne faisons que poser en laissant aux observateurs futurs le soin de le résoudre; qu'il nous suffise de rappeler en passant que sur trois cerveaux d'enfants nouveau-nés que j'ai eu l'occasion d'examiner à ce sujet, j'ai dans ces trois cas constaté une asymétrie indubitable comme sur un cerveau d'adulte. Ce qui semblerait indiquer que ce serait là un phénomène acquis probablement par la culture intellectuelle et fixé par l'hérédité. » —

La Droiterie et le Gauchisme ayant leur principe dans l'asymétrie des lobes frontaux, point de départ de notre thèse, nous ne pouvons mieux sortir d'une question aussi ardue qu'en nous ralliant à la proposition de M. Luys.

APPENDICE.

Ayant entrepris de traiter *ex professo* un sujet pour lequel des documents, à l'appui, nous avaient absolument manqué (*), nous pouvions craindre que ce dénûment joint à la trivialité du sujet lui-même, ne le laissât dépourvu d'intérêt pour les physiologistes : nos hésitations à publier notre petit travail ne furent levées qu'à la rencontre de l'ouvrage de M. G. Delaunay : *Etudes de Biologie comparée, basées sur l'évolution organique.*

Cette œuvre, remarquable par son érudition scientifique, remonte à 1878. C'est à la fois un travail d'analyse et une conception synthétique applicable aux circonstances au milieu desquelles les organismes croissent et se développent.

Nous ne pouvons suivre l'auteur dans tous les détails sur lesquels s'appuye sa thèse, généralisée à tous les actes organiques de nutrition et d'évolution. Nous ne relèverons dans ses recherches, si achevées, que les circonstances relatives à la Droiterie et au Gauchisme.

(*) *Virey*, à la fin de son article sur les Gauchers, du *Dictionnaire de la conservation*, indique un ouvrage de Du Pui : *De homine dextro* et *sinistro*, et cite *Heiland* comme ayant traité la question. Nos recherches près des Libraires, sur ces deux points sont restées vaines.

Une donnée qui, dans l'ouvrage de M. Delaunay, apporte de l'intérêt à notre sujet, c'est que la Droiterie, rattachée anatomiquement et physiologiquement aux systèmes nerveux et musculaire de la vie animale, devient, dans la question d'évolution des organismes et de leurs parties, une base d'étude se reliant à une foule d'autres circonstances anatomiques.

— « Si, dit l'auteur, on considère les diverses parties de l'organisme, on voit qu'elles présentent des différences au point de vue de la nutrition et de l'évolution. On voit que chez tous les animaux le côté droit est plus nourri et plus avancé en évolution que le côté gauche; que le cerveau gauche est plus avancé que le droit; que, dans tous les appareils et organes, il y a des parties plus nourries, plus développées, plus actives et plus avancées en évolution que d'autres, *poumon droit, lobe droit du foie, cœur gauche, etc.* » —

Evidemment, ces principes biologiques sont rigoureusement applicables à la Droiterie *franche*, c'est-à-dire prédominante dans tous les actes de motricité où la force et l'adresse sont en cause.

Mais, il n'en est pas de même pour l'ambidextrie *acquise* par la correction du Gauchisme musculaire. Ici, nous devons le répéter, quel que soit le degré où la culture a pu combattre le vice originel, le lobe droit frontal n'a rien perdu de son influence dynamique; et, même chez les sujets où le Gauchisme parait complètement corrigé, le côté gauche du corps se montre équilibré avec le droit, et, quelquefois même, on constate sa prédominance en volume.

Toutefois, la réserve que nous venons d'établir ne contredit en rien au principe posé par M. Delaunay : l'ambidextrie acquise, fruit de la sélection artificielle, est évidemment en dehors de l'évolution naturelle.

X

Le point doctrinal de l'œuvre de M. Delaunay se trouve compris dans ses vues synthétiques sur la nutrition et les conséquences qu'elle entraîne pour l'évolution organique. Incontestablement, cette considération rentre dans notre sujet. Cependant, nous ne pouvons le suivre dans la généralisation de ses données analytiques sur les systèmes osseux, pileux, adipeux, lymphatiques, etc. ; elles sont intéressantes, sans doute, mais nous tiendraient trop éloigné de notre objectif principal : l'asymétrie du corps humain dans ses organes de motricité volontaire.

Cette partie du travail de M. Delaunay est celle qui nous intéresse le plus; et, pour ne pas en diminuer la valeur par une réduction analytique des faits qu'elle expose, nous la reproduirons textuellement.

SYMÉTRIE ET ASYMÉTRIE.

— « C'est à tort que les anatomistes considèrent les animaux comme formés de deux moitiés symétriques. En général, la moitié droite est plus développée que l'autre et la droiterie est constituée par cette prééminence du côté droit sur le côté gauche. » —

Voilà une proposition qui, par l'évidente clarté de ses bases, surprendra bien des lecteurs. Les artistes auront peine à l'admettre après avoir fondé si longtemps leurs principes d'esthétique sur l'équilibration et l'harmonie des formes. Ils auront au moins la satisfaction de voir que la réalité a pu échapper bien longtemps aux anatomistes eux mêmes.

Pouvait-on se douter, en vue des merveilles de la nature, que, plus elle avance dans ses évolutions, dans ses transformations, dans ses perfectionnements, plus elle s'éloigne de la symétrie dans les parties censtituantes de ses créatures?

— « D'une manière générale, les espèces végétales et animales inférieures sont plus symétriques que les supépieures. L'asymétrie ne se montre que chez les organismes ayant déjà subi un certain degré de transformation et augmente à mesure qu'on s'élève dans l'échelle des êtres. » —

Voilà l'axiome, voilà la loi que les faits démontrent en Botanique et en Zoologie. Les preuves à l'appui abondent dans l'ouvrage de M. Delaunay, renseigné lui même par les recherches des Naturalistes les plus autorisés, en France et à l'étranger.

— « L'asymétrie se prononce de plus en plus à mesure qu'on se rapproche de l'homme.

« Chez les pithéciens dont les circonvolutions sont simples, les deux hémisphères sont toujours très-semblables l'un à l'autre, tandis que, chez l'homme, les plis secondaires très-variables d'un côté à l'autre rendent l'organe toujours plus ou moins asymétrique. Les cerveaux d'orangs et de chimpanzés, tous ceux du moins dont j'ai pu voir les dessins ou les moules, présentent dans leurs plis secondaires une asymétrie qui le cède à peine à celle des cerveaux humains. Les circonvolutions cérébrales deviennent de moins en moins symétriques à mesure que l'on s'élève dans la série des primates et, sous ce rapport, les anthropoïdes ressemblent beaucoup plus à l'homme qu'aux pithéciens. » (Broca). — »

En étudiant ce qui constitue la Droiterie et quelles parties de l'organisme elle intéresse, M. Delaunay constate les circonstances suivantes :

— « D'une manière générale, le côté droit est plus nourri que le gauche; il est plus avancé en évolution; il est plus grand, plus volumineux, plus lourd, et, au point de vue fonctionnel, il est plus puissant. — La preuve qu'on est droitier des membres inférieurs, c'est qu'on se sert du pied droit de préférence au gauche pour pousser, gratter, donner un coup de pied, etc. » —

Incontestablement, ces assertions sont plausibles. Pour compléter cette proposition et celles qui vont suivre il importe de rappeler que ces états organiques se relient à la prédominance du lobe frontal gauche sur le droit, qu'elles en sont la conséquence, et que c'est là qu'il faut en chercher la cause et l'origine, tout en tenant compte de la part du fonctionnement musculaire.

— « Les races inférieures sont moins asymétriques que les supérieures. En 1872, M. Roberts a présenté à l'Institut anthropologique de Londres trois crânes australiens offrant une symétrie bilatérale. Les crânes des races inférieures sont donc symétriques. Au contraire, M. Bradley a signalé à la société philosophique de Manchester l'existence d'un défaut de symétrie plus au moins prononcé dans les crânes appartenant aux peuples civilisés chez lesquels, suivant lui, cette asymétrie peut être considérée comme l'indice d'un certain développement intellectuel.

Chez un nègre observé par M. Harting, les extrémités étaient de force et de poids équivalents. « L'asymétrie des plis ou circonvolutions secondaires du cerveau constitue, à mes yeux, un caractère de supériorité. J'ai pu m'assurer qu'elle est plus grande dans les cerveaux des blancs que dans ceux des nègres. » (Broca.) » —

— « En général l'asymétrie est moins prononcée chez le sexe féminin que chez le masculin. La femme ayant moins évolué que l'homme présente une symétrie plus grande que lui — Chez la femme les extrémités sont de force et de poids équivalents *(Harting)*. » —

Si cette dernière assertion était d'une exactitude absolue, elle affirmerait, pour la femme, l'avantage de la régularité des formes, et le titre de beau sexe lui resterait consacré sans qu'il y eut à établir des distinctions. Mais, ici, comme en tant d'autres règles, il y a des exceptions : l'observation de Harting n'aurait de valeur que si l'ambidextrie *naturelle* était un privilège invariable pour les femmes. Loin de là, le gauchisme leur est plus particulier qu'à l'homme, et il en est de droitières. En outre de l'influence des lobes frontaux, le fonctionnement de l'un des côtés du corps, plus en jeu que l'autre, entraîne forcément, pour elles, de l'asymétrie proportionnée aux travaux journaliers. Les deux propositions qui vont suivre viennent à l'appui de nos observations.

— « Physiologiquement la droiterie existe à un moindre degré chez la femme que chez l'homme et les femmes savent mieux se servir de leur main gauche que nous.

Au point de vue du système nerveux, d'après M. Broca, il y a plus de différence entre les lobes frontaux droit et gauche chez l'homme que chez la femme. » —

Relativement à l'âge M. Delaunay établit les circonstances suivantes :

— « L'organisme est d'autant plus symétrique qu'il est plus jeune *(Meckel)*.

— « Chez le fœtus, les deux côtés sont symétriques, les différents organes symétriques dès leur apparition deviennent asymétriques en se développant ; il y a symétrie à l'intérieur comme à l'extérieur (Peghou).

— « Chez le nouveau né, les deux côtés sont à peu près symétriques et l'enfant d'un an se sert aussi bien d'une main que de l'autre. A deux ans, l'enfant devient droitier ou gaucher et cette prééminence d'un côté s'accroit en raison du développement de l'organisme.

— « A un âge avancé, dit M. Poncet, la différence diminue et le poids de chaque côté tend à devenir égal.

— « M. Broca a trouvé chez les vieillards de Bicêtre très peu de différence entre les hémisphères droit et gauche du cerveau. » —

Les citations qui précèdent, prises dans la partie

la moins importante des études de M. Delaunay, donnent une idée de la multiplicité de ses recherches.

Ces études ont pour point de vue dominant la nutrition, ses résultats pour les organismes, et l'évolution qui en est la conséquence.

Cette première considération générale entraîne, subsidiairement, l'étude de toutes les circonstances relatives à l'individu, ou au milieu dans lequel il vit.

Les circonstances individuelles sont : anatomiques, physiologiques, et pathologiques. Les premières comprennent l'espèce, la race, le sexe, l'âge, la constitution; les secondes l'alimentation, le fonctionnement, le décubitus, etc.; les troisièmes se rapportent aux maladies antérieures ou concomitantes.

Les circonstances relatives au milieu rentrent dans les circumfusa : la chaleur, la pression atmosphérique, l'état hygrométrique, électrique, le climat, les saisons, le jour, la nuit, etc.

Toutes ces circonstances influant sur la nutrition et l'évolution, et cette influence s'exerçant, en plus ou en moins, sur les organismes et sur leurs diverses parties, on comprend quel travail d'érudition a du en résulter pour M. Delaunay. Aussi, peut-on considérer son œuvre comme une exposition de renseignements précieux pour l'étude de la Biologie.

La synthèse doctrinale qui ressort de tout cet exposé, c'est que, parmi ces circonstances si diverses les unes agissent en raison directe, les autres en raison inverse de l'évolution ; les unes lui sont favorables, les autres la retardent ou la font reculer.

Prenons l'homme pour exemple. On sait par quels degrés d'évolution il passe d'abord dans le sein maternel. Après la naissance, le mouvement de perfectionnement organique se continue jusqu'à l'âge de 45 à 50 ans; à l'arrivée de la vieillesse se produit en sens inverse, un mouvement de régression que l'on voit, chez quelques vieillards, aboutir jusqu'aux caractères de l'enfance.

Sur ce point, nous poserons une objection à l'une des conclusions de M. Delaunay. Il dit, page 119 de la 1re partie de ses études :

— « La symétrie que l'on observe chez les espèces inférieures parce qu'elles sont peu avancées en évolution s'observe également, et pour la même raison, chez les races inférieures, les femmes, les enfants, les vieillards, etc. » —

M. Delaunay avait dit antérieurement :

— « A deux ans, l'enfant devient droitier ou gaucher et cette prééminence d'un côté s'accroît en raison du développement de l'organisme. » —

Dans le cas de gauchisme ou de droiterie la prééminence sera donc pour l'un des côtés du corps et l'asymétrie s'en suivra ; et il nous semble que la même considération peut s'appliquer aux femmes plus sujettes au gauchisme que l'homme... La symétrie ne peut donc exister que par exception dans l'un et l'autre cas.

En ce qui concerne les vieillards, nous avons eu à constater plus d'une fois que l'asymétrie des deux côtés du corps se maintient chez eux. Quant aux lobes frontaux, leur état ne pouvant s'apprécier sur le vivant, nous laissons toute sa valeur à l'observation de Broca sur les hémisphères des vieillards de Bicêtre.

FIN.

DU MÊME AUTEUR :

AUTOPSYCHOLOGIE

OU

APPLICATION DU PRINCIPE : —*CONNAIS TOI TOI-MÊME*—

A L'ÉTUDE DE LA MÉMOIRE EN EXERCICE, A L'ÉTAT SAIN.

SOMMAIRE.

I. LES CASES DU CERVEAU.—II. LA VIE ORGANIQUE, BASE DE LA MÉMOIRE. — III. LA MÉMOIRE EN EXERCICE — MÉMOIRE DES APPAREILS DE LA VISION ET DE L'AUDITION. — IV. LES POINTS DE REPÈRE DE LA MÉMOIRE. — V. OBSERVATIONS ET INTERPRÉTATION D'ACTES PSYCHO-PHYSIOLOGIQUES, DOUBLES ET SIMULTANÉS, S'EXERÇANT SÉPARÉMENT, L'UN CONSCIENT, L'AUTRE AUTOMATIQUE.

Prix : 1 fr. 50
à COMMERCY.
chez l'auteur.

183

www.ingramcontent.com/pod-product-compliance
Ingram Content Group UK Ltd.
Pitfield, Milton Keynes, MK11 3LW, UK
UKHW012252240726
13966UKWH00004B/1394

9 782011 76331